BEI GRIN MACHT SICH IHR WISSEN BEZAHLT

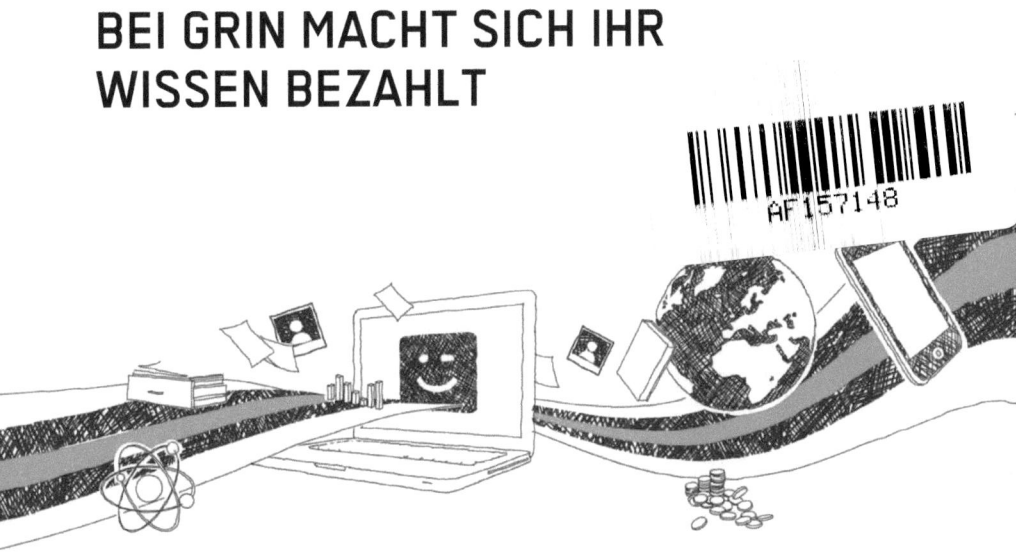

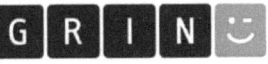

Jan Sulik

Das Konzept des Multigrade Clinical Reasoning

GRIN Verlag

Bibliografische Information der Deutschen Nationalbibliothek:

Die Deutsche Bibliothek verzeichnet diese Publikation in der Deutschen National-
bibliografie; detaillierte bibliografische Daten sind im Internet über http://dnb.d-
nb.de/ abrufbar.

Impressum:

Copyright © 2013 GRIN Verlag, Open Publishing GmbH
Druck und Bindung: Books on Demand GmbH, Norderstedt Germany
ISBN: 978-3-656-47918-5

Dieses Buch bei GRIN:

http://www.grin.com/de/e-book/231456/das-konzept-des-multigrade-clinical-reaso-
ning

GRIN - Your knowledge has value

Der GRIN Verlag publiziert seit 1998 wissenschaftliche Arbeiten von Studenten, Hochschullehrern und anderen Akademikern als eBook und gedrucktes Buch. Die Verlagswebsite www.grin.com ist die ideale Plattform zur Veröffentlichung von Hausarbeiten, Abschlussarbeiten, wissenschaftlichen Aufsätzen, Dissertationen und Fachbüchern.

Besuchen Sie uns im Internet:

http://www.grin.com/

http://www.facebook.com/grincom

http://www.twitter.com/grin_com

DIPLOMA Hochschule
University of Applied Sciences

Das Konzept des Multigrade Clinical Reasoning

Schriftliche Ausarbeitung
für das Referat Clinical Reasoning II

Jan Sulik, BMF 04/12

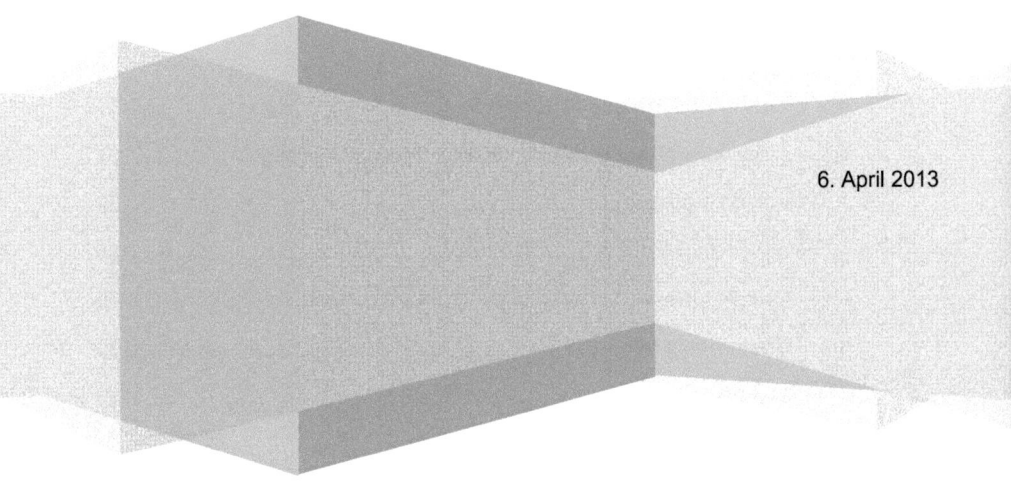

6. April 2013

1 Inhaltsverzeichnis

1 Einleitung

Obwohl seit 1990 beruflich im Gesundheitswesen tätig, kam ich mit dem Begriff *Clinical Reasoning* (CR) erstmals überhaupt im Dezember 2011 in Berührung, als ich mich im Internet über ein berufsbegleitendes Studium Bachelor für Medizinalfachberufe informierte. Aus einer Informationsbroschüre der DIPLOMA Hochschule ging hervor, dass CR zwei Semester lang Bestandteil dieses Studiengangs ist und mit insgesamt drei Modulen sowohl inhaltlich als auch zeitlich einen vergleichsweise hohen Stellenwert einnimmt[1]. Der daraufhin unternommene erste Versuch einer näheren Begriffsklärung mit Hilfe von Internetsuchmaschinen ergab ein recht unscharfes Bild, aber immerhin eine vorläufige Orientierung, worum es sich beim Clinical Reasoning wohl handeln könnte.

Diese Arbeit nun ist die schriftliche Grundlage für das Prüfungsreferat des Moduls CR II innerhalb des 4. Studiensemesters. Im Rahmen der Vorlesungen und in den Studienheften werden aus meiner Sicht leider nur Ausschnitte und Schwerpunkte dieses hochkomplexen Themas behandelt. Ein innerer Zusammenhang, ein geistiges Gesamtgefüge wird zunächst nicht so recht deutlich. Deshalb setzt der erste Schritt dieser Arbeit durch eine komprimierte Darstellung der allgemeinen theoretischen Grundlagen des CR einen Rahmen und soll ein orientierendes Verständnis für das Fachgebiet wecken, um die bisher im Studium bereits behandelten Ausschnitte und Schwerpunkte zu ergänzen und ihre Einordnung zu erleichtern. Erst im zweiten Schritt wird das spezielle Konzept des *Multigrade Clinical Reasoning* (MCR) vor diesem Hintergrund eingeordnet, erläutert und gewichtet. Als Quellen dienen die DIPLOMA-Studienhefte für das Fach Clinical Reasoning, deutsch- und englischsprachige Fachbücher und -zeitschriften sowie im Internet verfügbare Artikel und Ausschnitte.

Auf eine ausführliche Darstellung der Geschichte des CR und des aktuellen Standes der Forschung sowie auf praktische Beispiele wird aus Gründen des von vornherein begrenzten Umfangs der Arbeit verzichtet, sie sind für das inhaltliche Verständnis der theoretischen Grundlagen entbehrlich.

---

[1] Vgl. DIPLOMA Hochschule (Hrsg.), Studienangebote mit den Abschlüssen Bachelor und Master, Juli 2011, 5. Auflage, S.58.

2 Clinical Reasoning: Theoretische Grundlagen

Der Terminus *Clinical Reasoning* hat sich in der aktuellen Fachliteratur mittlerweile fest etabliert[2]. Bis in die 1980er Jahre hinein wurden mehrere Begriffe parallel verwendet (z.B. *critical thinking, clinical decision making, clinical problem solving, clinical judgment* etc.), von denen sich *Clinical Reasoning* nach und nach abgrenzte[3],[4]. Je länger sich die Entwicklung der noch relativ jungen Fachdisziplin CR vollzieht, desto schwieriger wird es, den Begriff selbst möglichst allgemein und umfassend zu beschreiben. Zum einen wurden und werden bei der Beschäftigung mit dem vielschichtigen Thema CR immer mehr Details und Facetten aufgedeckt, zum anderen wurde und wird CR durch die vielen Fachrichtungen, Berufsgruppen und Nachbarwissenschaften der Medizin aufgegriffen, inhaltlich adaptiert und im Zuge dessen auch begrifflich spezifiziert. Sprachlich erschwerend kommt hinzu, dass sich CR aus dem englischen Sprachraum heraus verbreitete. So sind viele CR-Fachtermini zuerst inhaltlich korrekt ins Deutsche zu übersetzen, danach aber auch semantisch treffend zu fassen, was nicht immer nur mit Hilfe des Wörterbuchs gelingt, sondern mitunter abhängig vom individuellen "Sprachgefühl" ist. Gerade im Zeitalter der dominierenden wissenschaftlichen Anglizismen sollte dieser Aspekt bei der Erschließung neuer Wissensgebiete durch nicht-englische Muttersprachler nicht unterschätzt werden.

2.1 Begriffserläuterung

In der verwendeten deutschsprachigen Literatur wird der Begriff *Clinical Reasoning* fast ausnahmslos wörterbuchgetreu mit *"klinische Beweisführung, Schlussfolgerung, Argumentation"* eingeführt. Als deutschsprachige Analogie wird in dieser Arbeit *"klinisches Ergründen"* verwendet, weil diese Formulierung den CR-Prozess mindestens ebenso treffend widerspiegelt. Die bedeutungsmäßige Verwandtschaft zwischen dem englischen Substantiv *"reason"* (= *"Grund, Ursa-*

---

[2] Vgl. Klemme, B., Siegmann, G., Clinical Reasoning. Therapeutische Denkprozesse lernen. Georg Thieme Verlag Stuttgart 2006, S. 7.

[3] Vgl. Kolb, H., Clinical Reasoning in der Altenpflege. GRIN Verlag 2012, S. 1.

[4] Vgl. Jones, M.A., Clinical Reasoning in Manual Therapy. PHYS THER. 1992; 72: S. 876.

che" aber auch *"Vernunft, Verstand, Einsicht"* [5]) und dem deutschen Verb *"ergründen"* (= *"auf den Grund gehen"*) liegt auf der Hand. Sämtliche vom Duden für das Verb *"ergründen"* aufgelisteten Synonyme haben zudem als Methoden des Erwerbens von Wissen und Informationen in den unterschiedlichen Formen des CR ihren Platz: *"auf den Grund gehen, auf der Spur sein/bleiben, ausforschen, auskundschaften, ausspionieren, austesten, durchforschen, eindringen, erforschen, erkunden, nachforschen, nachgehen, prüfen, recherchieren, studieren, untersuchen; (schweizerisch) forschen; (gehoben) nachspüren; (bildungssprachlich) analysieren, eruieren, sondieren; (Fachsprache) explorieren".* [6] Das Adjektiv *"klinisch"* hat sich in Ermangelung deutschsprachiger Alternativen etabliert, auch wenn ein Großteil aller in medizinischen Berufen Beschäftigten nicht in Kliniken tätig sind.

Gegenstand des CR sind Denk- und Entscheidungsprozesse in der Medizin, die sich in der Interaktion zwischen Behandelndem (z.B. Arzt, Therapeut, Pflegekraft) und Behandeltem (z.B. Patient, Klient, Kunde)[7] vollziehen. Es geht darum darzustellen, wie medizinische Entscheidungen im Einzelnen zustande kommen, welche Denkvorgänge ihnen vorausgehen und welche Faktoren in welchem Ausmaß das Denken, Ergründen und Entscheiden beeinflussen. In der engeren Definition steht das Denken im Mittelpunkt, wird CR beschrieben als Denkmodell, das *"als theoretisches Konstrukt dient"* [8] oder als Prozess, bei dem die Behandelnden *"an vieles denken, über vielerlei nachdenken und unterschiedliche Standpunkte mit einbeziehen"* [9]. Ein Beispiel für ein solches einfaches Denkmodell ist der *"Clinical Reasoning Cycle"* (Abb. 1)[10]. Andere Auto-

---

[5] Http://translate.google.de/?hl=de&tab=wT#en/de/reason, 14.01.2013.

[6] Http://www.duden.de/rechtschreibung/ergruenden, 14.01.2013.

[7] In dieser Arbeit wird auf die Nennung beider Geschlechter verzichtet, um den Text besser lesbar zu gestalten. Die männliche Form meint beide Geschlechter. Die Leserinnen bitte ich dafür um Verständnis.

[8] Kolb, H. (FN 3), S. 1.

[9] Feiler, M. (Hrsg.) Klinisches Reasoning in der Ergotherapie. Springer-Verlag 2002, S. 2.

[10] Vgl. Levett-Jones, T. et al. Clinical Reasoning. Instructor Resources. University of Newcastle, Faculty of Health, School of Nursing and Midwifery 2009, S. 5, http://www.newcastle.edu.au/Resources/Projects/Nursing%20and%20Midwifery%20Projects/Clinical%20Reasoning, 18.12.2012.

ren erweitern diese Sichtweise. Klemme und Siegmann fassen zusammen, dass CR *"ein sehr komplexer und vielfältiger Prozess [ist], der sich zudem nicht nur auf das Denken bezieht, sondern auch die Aufnahme von Informationen mit einschließt. ... Es bezieht sich auf sämtliche Aspekte, die die therapeutische Situation bestimmen oder beeinflussen."* [11] Pohl beschreibt CR als *"ein Werkzeug, um therapeutischem Handeln eine Struktur zu geben und inter- und multidisziplinär mit der gleichen wissenschaftlichen Systematik vorzugehen."* [12]. Am weitesten dehnen Higgs und Jones die eigene Perspektive aus, von der ursprünglichen Betrachtung des reinen CR-Prozesses auf sämtliche Entscheidungsebenen und -räume, die das Gesundheitssysten bietet (*"We expand our interpretation of clinical reasoning from a process view, to explore clinical reasoning as a contextualized phenomenon ... ."* [13]). Ihrer Ansicht nach ist klinisches Ergründen zugleich einfach und komplex, je nachdem, ob der Begriff enger oder weiter verstanden wird. Einerseits ist CR schlicht die Summe aller Denk- und Entscheidungsprozesse im Zusammenhang mit klinischer Praxis. Andererseits ist es aufgrund seines Stellenwerts als unverzichtbare, grundlegende, jegliches klinische Praktizieren durchdringende Fertigkeit mehr *"... ein gelebtes Wunder, eine Erfahrung, eine Art des [beruflichen] Daseins und ein gewähltes Leitbild des Praktizierens, als einfach nur ein Prozess."* [14]

---

[11] Klemme, B., Siegmann, G. (FN 2), S.8.

[12] Pohl, M. Konzept zur Einbindung des Clinical Reasoning in die Ausbildung von Diätassistenten. Bachelor-Thesis Bad Sooden-Allendorf 2011, S. 16.

[13] Higgs, J., Jones, M. Clinical decision making and multiple problem spaces. In: Higgs, J., Jones, M. (eds.) Clinical reasoning in the health professions. 3rd ed., Oxford: Elsevier Ltd.; 2008, S. 3.

[14] Vgl. Higgs, J., Jones, M. (FN 13), S. 4.

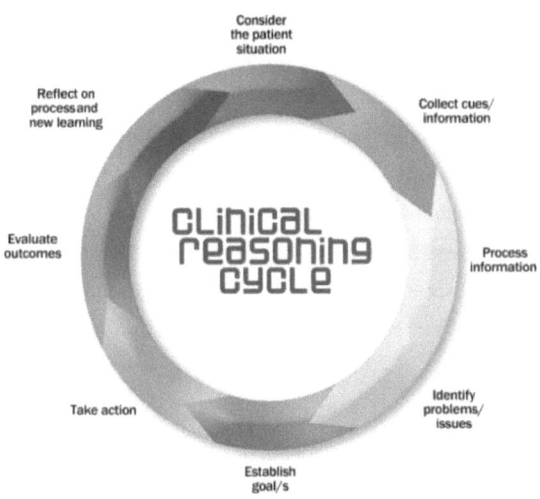

Abbildung 1: CR-Cycle (Levett-Jones et al. 2009)

2.2 Zweck und Stellenwert

Das Motiv, sich intensiv mit dem klinischen Ergründen zu befassen, liegt in seiner elementaren Bedeutung für jegliches medizinische Handeln, wie dies im letzten Satz schon anklang. Es stellt eine fundamentale berufliche Fertigkeit dar, deren Ausprägung unmittelbaren Einfluss auf die Qualität und das Ergebnis jeder medizinischen Behandlung nimmt. *"Die gewissenhafte und reflektierte Anwendung von Denk- und Entscheidungsprozessen ermöglicht es dem Kliniker erst, die klinischen Maßnahmen auf den Patienten/Klienten ... abzustimmen, sie begründet zum Einsatz zu bringen und kritisch zu reflektieren. Zentrales Ziel ist dabei, ... die für den Behandlungserfolg günstigste ... Maßnahme zu bestimmen."* [15] Dabei steht der hier von Klemme und Siegmann gewählte Terminus *"Kliniker"* synonym für ärztliche wie für nichtärztliche Gesundheitsberufe. Gemäß Burtchen sollte *jede* Medizinalfachkraft Clinical Reasoning anwenden, weil sie zwar in Deutschland per Gesetz manche (z.B. Ärzten vorbehaltene) Aufgaben nicht ausführen darf, es aber dennoch erwartet wird, dass sie mit den verschiedenartigsten Patienten angemessen umgehen kann. Nach reichlicher Pra-

---

[15] Klemme, B., Siegmann, G. (FN 2), S. 9.

xisübung und kritischer Reflexion der gesammelten Erfahrungen seien die viel-fältigen CR-Formen verinnerlicht und würden intuitiv angewandt.[16] Jones argu-mentiert, dass *"ohne fundiertes Clinical Reasoning [...] die klinische Praxis zu einem technischen Verfahren [wird], [... in dem] die Anweisungen von Entschei-dungsträgern ohne kritische Hinterfragung blind befolgt [werden]."*.[17] Aiken et al. zeigten, dass in Krankenhäusern, in denen ein hoher Anteil der Pflegekräfte ei-nen Bachelor-Abschluss besaßen, chirurgische Patienten eine niedrigere Mor-talität aufwiesen als in Krankenhäusern mit geringerer Bachelor-Quote des Pflegepersonals, was auf besser ausgebildete *"clinical judgment"*-Fähigkeiten zurückgeführt wurde.[18]

Die aktuellen berufspolitischen Entwicklungstrends bei den Gesundheitsfachbe-rufen in Deutschland gehen nun in Richtung von mehr Handlungsautonomie bei weiterer Professionalisierung und Akademisierung.[19,20,21] Voraussetzung für ein Mehr an Autonomie ist allerdings auch ein Mehr an fachlichem Wissen und Können.[22,23] Viele Medizinalfachberufe befinden sich bereits auf den Weg zu ei-ner eigenen Profession, auf dem sie bisher unterschiedlich weit gekommen sind. Auf diesem Weg wird bewusst praktiziertes CR als grundlegende medizi-

---

[16] Vgl. Burtchen, I. et al. Clinical Reasoning III. Studienheft Nr. 172 i. d. F. v. 05.04.2010. DIP-LOMA Fachhochschule Nordhessen, Bad Sooden-Allendorf, S. 20-21.

[17] Jones, MA. Clinical Reasoning. Fundament der klinischen Praxis und Brücke zwischen den Ansätzen der Manuellen Therapie. Teil 1. Manuelle Therapie.1997; 1: S.3-9; zit. in Klemme, B., Siegmann, G. (FN 2), S. 3.

[18] Aiken, L.H. et al (2003) Educational levels of hospital nurses and surgical patient mortality. JAMA. 290 (12), 1617–1623.

[19] Http://www.pflegekammer-jetzt.de/ 16.02.2013.

[20] Vgl. Schaemann, A. Akademisierung und Professionalisierung der Physiotherapie: "Der stu-dentische Blick auf die Profession". Phil. Diss. Berlin 2005, S. 17-18. http://edoc.hu-berlin.de/dissertationen/schaemann-astrid-2005-07-06/PDF/Schaemann.pdf 16.02.2013

[21] Http://www.dvta.de/media/aktuelle_meldungen/pdf/RZ_ARGE_Flyer.pdf 16.02.2013

[22] Vgl. Burtchen, I. Clinical Reasoning I. Studienheft Nr. 47 i. d. F. v. 05.04.2010. Diploma Hochschule Bad Sooden-Allendorf, 2. Auflage, S. 8.

[23] Vgl. Fricke, A. Giesecke S. Westerfellhaus im Interview: 'Ärzte und Pflege nicht ausspielen'. Ärzte Zeitung, Neu-Isenburg, 25.01.2013, Http://www.aerztezeitung.de/politik_gesellschaft/gp_specials/pflegereform/?sid=830250. 27.01.2013.

nalfachberufliche Methode eine Schlüsselfunktion einnehmen, die völlig neue Möglichkeiten eröffnen kann.

2.3 Bestandteile, Vorgehensweisen, Techniken

Nachdem bisher erläutert wurde, was Clinical Reasoning bedeutet und warum es für Gesundheitsfachberufe so wichtig ist, CR bewusst zu erlernen und anzuwenden, wird im folgenden Teil ein orientierender Überblick über die allgemeinen theoretischen Grundlagen des klinischen Ergründens gegeben.

2.3.1 Grundelemente

Die Denk- und Entscheidungsvorgänge, die den Behandelnden zu der aus seiner Sicht für den zu Behandelnden geeignetsten Maßnahme führen, basieren zunächst auf drei Grundelementen: Kognition, Wissen und Metakognition.[24] Diese drei sind jedoch nicht isoliert zu betrachten, sondern bedingen und beeinflussen einander.

2.3.1.1 Kognition

Unter diesem Begriff ist allgemein die *"Gesamtheit aller Prozesse, die mit dem Wahrnehmen und Erkennen zusammenhängen"* [25] zu verstehen. Im Kontext des klinischen Ergründens ist mit Kognition *"das Wahrnehmen wichtiger Informationen, das Entwickeln und Testen von Hypothesen, das Interpretieren von Daten und das Ziehen von Schlussfolgerungen bis hin zur Synthese der gegebenen Daten und deren Abgrenzung von kontraindizierten Hypothesen"* [26] gemeint. Jeder dieser aufgezählten Einzelschritte stellt eine *kognitive Fähigkeit* dar.[27] Diese wiederum bilden in ihrer Summe das Fundament der kognitiven *Fertigkeiten, "die komplexen Problemlösungsstrategien ... , die sich durch die*

---

[24] Vgl. Beushausen, U., Walther, W. Clinical Reasoning in der Logopädie. Forum Logopädie Heft 4 (24), Juli 2010, S.31.

[25] Http://www.duden.de/rechtschreibung/Kognition. 30.01.2013

[26] Beushausen, U. Therapeutische Entscheidungsfindung in der Sprachtherapie: Grundlagen und 14 Fallbeispiele. Urban & Fischer 2009, S.7.

[27] Klemme, B., Siegmann, G. (FN 2), S. 16.

Vernetzung von Hypothesenbildung, Hypothesenüberprüfung, evtl. Hypothesenkorrektur, erneute Hypothesenüberprüfung usw. auszeichnen." [28]

Kognition und Wissen bedingen einander: Ohne die Fähigkeit zu gerichtetem Denken ist kein Fachwissen zu erlangen, ohne vorhandenes Wissen ist keine gezielte Kognition im Sinne des Clinical Reasoning möglich.[29]

2.3.1.2 Wissen

"Die ... fachspezifischen Informationen, die notwendig sind, um klinische Probleme zu bearbeiten ..., [können] beschrieben werden als die Wissensgrundlage des Clinical Reasoning. Eine fundierte fachspezifische Wissensbasis ist Voraussetzung für eine erfolgreiche klinische Tätigkeit." [30] Wissen als zweites CR-Grundelement ist allerdings nicht auf das jeweilige Lehrbuchwissen zu reduzieren sondern umfasst deutlich mehr: Beushausen entwirft eine *Wissenspyramide,* (Abb. 2) die neben dem *Fachwissen* (Lehrbuchwissen, Fakten, Konzepte, Regeln) das *handwerkliche Wissen* (Wie setze ich Lehrbuchwissen um?), das *personale Wissen* (Welche eigenen Werte, Überzeugungen, Strategien bringe ich selbst mit ein?) und das *stille Wissen* (Welcher berufliche Erfahrungsschatz beeinflusst unwillkürlich mein Handeln?) einschließt.[31] Sie ergänzt: *"Entscheidend sind aber neben der Menge des angesammelten Wissens ebenso seine mentale Organisation und die Fähigkeit, es in der konkreten klinischen Situation gewinnbringend einzusetzen."* [32]

---

[28] Handgraaf, M. et al. Entwicklung eines Schulungskonzeptes zum "Clinical Reasoning" in den therapeutischen Berufen. Nr. 13. Fachhochschule Bielefeld 2005: S.2.
Http://www.fh-bielefeld.de/multimedia/-p-12114.pdf?rewrite_engine=id. 31.01.2013

[29] Vgl. Klemme, B., Siegmann, G. (FN 2), S. 15-16.

[30] Klemme, B., Siegmann, G. (FN 2), S. 20.

[31] Vgl. Beushausen, U., Walther, W. (FN 24), S. 31-32.

[32] Beushausen, U. Therapeutische Entscheidungsfindung in der Sprachtherapie: Grundlagen und 14 Fallbeispiele. Urban & Fischer 2009: S.8.

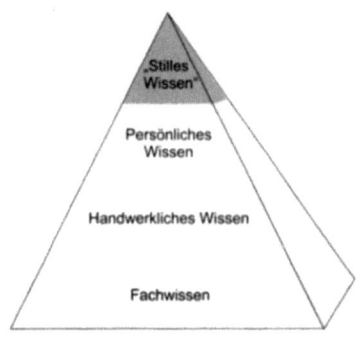

Abbildung 2: Wissenspyramide (Beushausen 2009)

2.3.1.3 Metakognition

Das dritte Grundelement des Clinical Reasoning, die Metakognition, bezeichnet das Nachdenken über das eigene Denken, also die Befähigung, sowohl den Bereich des *Wissens* als auch die *kognitiven Fähigkeiten und Fertigkeiten* gedanklich zu kontrollieren.[33] *"Entsprechend kann die Metakognition als ein der Kognition und dem Wissen übergeordnetes Element eingestuft werden. ... Für die Entwicklung von Clinical-Reasoning-Fähigkeiten ... sind metakognitive Fähigkeiten elementar."* [34] Die wohl wichtigste metakognitive Fähigkeit ist die *Reflexion*. Sie stellt das Bindeglied zwischen Denken und Handeln dar, da sie es dem Behandelnden ermöglicht, die eigene praktische Tätigkeit zu bewerten und abzuändern. Beushausen stellt fest, dass professionelles Handeln auf kontinuierlicher (Selbst-) Reflexion des beruflichen Alltags beruht.[35]

2.3.2 Zusätzliche Elemente

Die bisher genannten drei Grundelementen des klinischen Ergründens sind Fähigkeiten, die an die Person des Behandelnden gebunden sind. Hinzu kommen nach Higgs und Jones drei weitere wichtige Elemente: Die gemeinsame Entscheidungsfindung mit dem Patienten (*"mutual decision making"*, entscheidend für Compliance bzw. Therapieadhärenz), das klinische Problem (*"task nature"*)

---

[33] Vgl. Beushausen, U. (FN 32), S. 8.

[34] Klemme, B., Siegmann, G. (FN 2), S. 22.

[35] Vgl. Beushausen, U. (FN 32), S. 8 und 13.

und die Umgebungsfaktoren ("contextual interaction", "task environment"). Dies lässt eine entscheidende Erweiterung der Betrachtungsweise von CR erkennen, von der Analyse der reinen Denkprozesse hin zur Untersuchung ganzer Problembereiche ("problem spaces"). Ein Problembereich umfasst demnach das unmittelbare klinische Problem sowie das CR-Umfeld, eingebettet in die Interessen und Bezugsrahmen von Behandelndem und Behandeltem ("Problem spaces comprise the immediate clinical problem and task environment of clinical decision making embedded in the interests and frames of references of the practitioner(s) and the patient/client."), wie z.b. der Problembereich des Behandelten, der Problembereich des Arbeitsplatzes und der örtlichen Verhältnisse oder der gemeinsame Problembereich des Teams.[36]

Die vollzogene Erweiterung der Sichtweise auf CR bereitete erst den Boden für das Multigrade-CR, insbesondere der zuletzt genannte Problembereich ist das Feld, in dem das Konzept des MCR wirken soll. Higgs und Jones haben den Zusammenhang aller CR-Elemente grafisch veranschaulicht (Abb. 3).

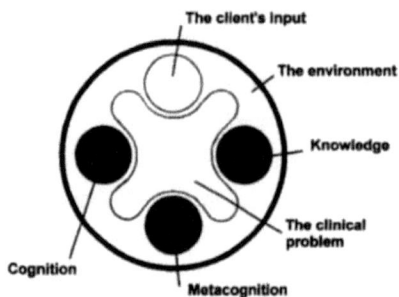

Abbildung 3: Elemente des Clinical Reasoning (Higgs und Jones 2000)

2.3.3 Strategien

Übereinstimmend mit anderen Autoren strukturiert Edwards den Prozess des klinischen Ergründens in zwei grundsätzliche Herangehensweisen: a) das hypothetisch-deduktive Denken und b) die Mustererkennung ("pattern recognition") bzw. das Denken in Krankheitsscripts. Beide Herangehensweisen stehen

---

[36] Vgl. Higgs, J., Jones, M. (FN 13) S. 5, 11-12.

jeweils für unterschiedliche erreichte Erfahrungsstufen von Behandelnden.[37] Für Neulinge ist nach Klemme und Siegmann das hypothetisch-deduktive Vorgehen die bevorzugte Strategie, weil es sehr klar in aufeinander aufbauende Einzelschritte eingeteilt ist, die nacheinander abgearbeitet werden können.[38] Mit zunehmender Expertise werden klinische Situationen immer intuitiver und ganzheitlicher erfasst, so dass sich der Behandelnde allmählich vom regelgeleiteten Vorgehen entfernt.[39] Es kann also darauf geschlossen werden, dass sich mit zunehmender Erfahrung die Denkrichtung von deduktiv zu induktiv umkehrt. Beide Vorgehensweisen sind darauf gerichtet, bestmöglich zu behandeln.

2.3.3.1 Hypothetisch-deduktives Denken

"Das hypothetisch-deduktive Modell ist wohl das etablierteste Clinical-Reasoning-Modell in der Medizin."[40] Edwards erläutert, dass der Behandelnde von Anfang an die verfügbaren Informationen über den und von dem zu Behandelnden aufnimmt und aus diesen Eingangsinformationen (*cues*) seine vorläufigen Annahmen (*Hypothesen*) über das klinische Problem erstellt. Im Zuge der weiteren Diagnostik [z.B. eingehende körperliche Untersuchung, Labortests, Radiologie] werden mehr Daten über den zu Behandelnden erhoben, die mit den aufgestellten Hypothesen abgeglichen werden. Hypothesen können dadurch bestätigt oder widerlegt werden.[41] Abschließend werden nach Handgraaf sinnvolle Erklärungen für alle [verbliebenen] Hypothesen verglichen, die passendste bildet die Basis der therapeutischen Entscheidung.[42]

Eine ständige Rückkopplung der während der Behandlung gewonnenen Informationen auf die Ausgangshypothese, das *"backward"-Reasoning*, hilft dem

---

[37] Vgl. Edwards, I. et al. Clinical Reasoning Strategies in Physical Therapy. Physical Therapy (84) 2004: S. 313-314.

[38] Vgl. Klemme, B., Siegmann, G. (FN 2), S. 47.

[39] Vgl. Klemme, B., Siegmann, G. (FN 2), S. 44.

[40] Klemme, B., Siegmann, G. (FN 2), S. 25.

[41] Vgl. Edwards, I. et al. (FN 37), S.314.

[42] Vgl. Handgraaf, M. et al. (FN 28), S. 6.

Behandelnden, eine breitere, umfassendere Sicht auf das klinische Problem zu gewinnen[43], sein Wissen zu vernetzen und zu automatisieren.

Von *allgemeinen* Eingangsinformationen führt diese kognitive Strategie über erstellte Hypothesen deduktiv zur individuellen Diagnose und Behandlung. Sie ist als regelgeleitetes Vorgehen kennzeichnend für Neulinge oder Fortgeschrittene,[44] oder aber für seltene oder komplexe Fälle, bei denen selbst Experten kein passendes Muster gespeichert haben.[45]

2.3.3.2 Mustererkennung, Denken in Krankheitsscripts

Die zweite grundlegende kognitive CR-Strategie ist das Denken in Krankheitsmustern oder -scripts, eine zeitsparende Methode, die jedoch einen großen Erfahrungsschatz voraussetzt.

Nach Boshuizen und Schmidt[46] besitzen erfahrene Behandelnde ein Netzwerk aus biomedizinischem und klinischem Wissen, aus dem Informationen direkt und automatisch abrufbar sind. So können die verfügbaren Informationen über den und von dem zu Behandelnden unmittelbar mit gespeicherten Prototypen von Krankheiten oder mit prägnanten Krankheitsbildern (*Mustern*) abgeglichen werden. Der Experte schließlich verfügt über einen Fundus an *Krankheitsscripts*, die neben den pathophysiologischen Vorgängen auch die Konditionen der Krankheit und die Auswirkungen ihrer Zeichen und Symptome beinhalten ("*umfassendes situatives Verständnis*")[47]. "*Wenn nun ein bestimmtes Muster ... bei Patienten erkannt wird, kann die Diagnose schneller als beim hypothetisch-deduktiven Vorgehen erfolgen.*" [48] Über seinen umfangreichen Erfahrungsschatz an Mustern, Krankheitsverläufen oder Patiententypen ist nach Burtchen

---

[43] Vgl. Higgs, J., Jones, M.A. (Ed.) Clinical Reasoning in the Health Professions. 2. Auflage, Oxford: Butterworth Heinemann, 2000, S. 6.

[44] Vgl. Handgraaf, M. et al. (FN 28), S. 4.

[45] Elstein AS, Shulman LS, Sprafka SA. Medical Problem Solving: An Analysis of Clinical Reasoning. Cambridge, Mass: Harvard University Press; 1978.; zit. in Klemme, B., Siegmann, G. (FN 2), S. 29.

[46] Boshuizen, H. P. A., Schmidt, H. G. (2000) The development of clinical reasoning expertise. In: Higgs, J., Jones, M.A. (Ed.) Clinical Reasoning in the Health Professions. 2. Auflage, Oxford: Butterworth Heinemann, 2000, S. 15-18.

[47] Vgl. Handgraaf, M. et al. (FN 28), S. 4.

[48] Beushausen, U., Walther, W. (FN 24), S. 33.

der behandelnde Experte zusätzlich in der Lage, mögliche Verlaufsformen, Erfolgschancen und Risiken prognostisch abzuschätzen (*"forward"-Reasoning"*).[49]

Von individuellen Beobachtungen und Symptomen führt diese kognitive Strategie induktiv zur Verallgemeinerung[50], die individuelle Diagnose wird am Ende im Wissensnetzwerk bzw. im Krankheitsscript-Fundus reflektiert und so generalisiert.[51]

2.3.4 Formen

Wie bereits unter 3.1 und 3.3.2 angedeutet ist das klinische Ergründen ein Prozess, der sich nicht nur dem zu Behandelnden und seinem unmittelbaren gesundheitlichen Problem widmet. Der Behandelnde berücksichtigt überdies die Individualität sowie die engere und weitere Umgebung des zu Behandelnden. Um dieser Komplexität der Praxis Rechnung zu tragen, wurden in der Literatur verschiedene theoretische CR-Perspektiven herausgearbeitet. Diese stellen nach Burtchen jedoch lediglich Modelle zur Veranschaulichung *"der verschiedenen Facetten ein- und desselben Prozesses"* dar, die nachträglich kategorisiert wurden, nachdem Experten über ihr Clinical Reasoning befragt worden waren.[52] Nach Auswertungen von Klemme und Siegmann werden in der Literatur vorrangig sechs CR-Formen beschrieben, die jeweils den Schwerpunkt auf die fachlich begründete Diagnose, die zukünftige Lebenswelt des zu Behandelnden, ethische Überzeugungen, sachliche Rahmenbedingungen, die Beziehung zwischen Behandelndem und Behandeltem oder die Lebensgeschichte des Behandelten legen. Die Autoren resümieren, dass die Trennung der einzelnen Formen rein pragmatisch ist, zur Darstellung der Charakteristika der verschiedenen Denkweisen dient und in der Praxis alle Formen gleichzeitig im Kopf des Behandelnden ablaufen, wobei einzelne Formen jeweils im Vordergrund stehen können.[53]

---

[49] Vgl. Burtchen, I. Clinical Reasoning II. Diploma Hochschule Bad Sooden-Allendorf, 2. Auflage 04/2010, S. 49.

[50] Vgl. Edwards, I. et al. (FN 37), S.314.

[51] Vgl. Beushausen, U. (FN 32), S. 17.

[52] Vgl. Burtchen, I. et al. (FN 16), S. 7 und 20.

[53] Vgl. Klemme, B., Siegmann, G. (FN 2), S. 39-40.

Neben diesen sechs verschiedenen Sichtweisen beschreibt Kolb unter anderem drei CR-Formen, die einen *"übergreifenden Charakter"* besitzen.[54] Der nicht näher definierte Terminus "übergreifend" kann so verstanden werden, dass das soziale und gesellschaftliche Umfeld stärker als bei den zuvor beschriebenen Formen in das Reasoning einbezogen wird und dadurch das zusätzliche CR-Element *task environment* (siehe 3.3.2) größeres Gewicht bekommt.[55] Dasjenige CR-Konzept, das die weitestreichenden Umgebungsfaktoren des Behandelten berücksichtigt, wird Multigrade Clinical Reasoning (MCR) genannt. Diese spezielle Methode soll im Folgenden näher beschrieben werden.

3 Multigrade Clinical Reasoning

Der Begriff des *Multigrade Clinical Reasoning* wird in der durchgesehenen Fachliteratur, mit Ausnahme von DIPLOMA-affinen Publikationen, praktisch nicht verwendet. Für vergleichbare Konzepte findet man in der englischsprachigen Fachliteratur andere Begrifflichkeiten, wie z.B. *"collaborative problem space of the team"*, *"multidisciplinary clinical decision making"* [56] oder *"multidisciplinary health care"* [57].

3.1 Begriffserläuterung

Der Terminus "Clinical Reasoning" wurde bereits ausführlich erläutert (siehe 3.1). Die Erweiterung "Multigrade" wird wortwörtlich mit "Mehrbereichs-" übersetzt.[58] In dieser Arbeit werden die Übersetzungen "fachübergreifend" oder "interdisziplinär" verwendet.

Fachübergreifendes klinisches Ergründen meint, in die oben beschriebenen klinischen Denk- und Entscheidungsprozesse ausdrücklich neueste Erkenntnisse weiterer medizinischer und auch nicht-medizinischer Fächer einzubeziehen, um

---

[54] Vgl. Kolb, H. (FN 3), S. 70.

[55] Vgl. Higgs, J., Jones, M. (FN 13) S. 11-12.

[56] Vgl. Higgs, J., Jones, M. (FN 13) S. 13 und 291.

[57] Steiner, W. et al (2002): Use of the ICF Model as a Clinical Problem-Solving Tool in Physical Therapy and Rehabilitation Medicine. In: Physical Therapy 82, S. 1099.

[58] Http://translate.google.de/?hl=de&tab=wT#en/de/multi-grade. 12.02.2013.

speziell in bestimmten, noch näher zu beschreibenden Fallkonstellationen eine bestmögliche Behandlung zu ermöglichen. Bisher lag der Schwerpunkt der Betrachtungen auf der Zusammenarbeit zwischen Behandelndem und Behandeltem, *"... aber ein ähnlicher Kooperationsprozess sollte auch ... zwischen Therapeut und weiteren Mitgliedern des Gesundheitsteams und den Kostenträgern zustande kommen."* [59] Vorwiegend über die Teammitglieder sollen die *"jeweils aktuellen Erkenntnisse aus unterschiedlichen Wissenschaftsdisziplinen"* in den Reasoning-Prozess einfließen, *"... wobei Widersprüchlichkeiten auftreten können, die nicht immer eindeutig aufzulösen sind."* [60]

3.2 Zweck, Stellenwert und Vorgehen

Jede medizinische Berufsgruppe betreibt CR unter einem eigenen Blickwinkel und mit spezifischer Schwerpunktsetzung. Higgs und Jones weisen darauf hin, dass der Mangel traditioneller-CR-Modelle darin besteht, die *"veränderlichen Dimensionen und die unterschiedlichen berufsfachspezifischen Grundsätze des Praktizierens"* zu wenig zu berücksichtigen (*"...it is becoming more and more apparent, that traditional clinical reasoning models do not encompass the varying dimensions or reflect the diverse discipline-specific practice paradigms wich exist across the health professions."*).[61] An diesem Schwachpunkt setzt MCR mit seiner systematischen Hinzuziehung fachlich benachbarter Expertise an. Es ist Ausdruck und Werkzeug einer ganzheitlichen Betrachtungsweise, die den zu Behandelnden nicht als isolierte biologische Einheit mit behandlungsbedürftiger Störung versteht, sondern als Persönlichkeit mit individuellem Lebenslauf, eingebettet in ein gesellschaftliches und soziales Umfeld, welches ohnehin Bestandteil (*zusätzliches Element*, siehe 3.3.2) des klinischen Ergründens ist. Das Schwergewicht der Interdisziplinarität spiegelt stärker als andere CR-Formen den Einfluss des Umfeldes auf das Leben jedes zu Behandelnden wider.

---

[59] Jones, M.A. Clinical Reasoning in der Manuellen Therapie. Grundlagen und 23 Fallbeispiele von namhaften Therapeuten. Elsevier, Urban & Fischer, 2006, S. 10.

[60] Burtchen, I. (FN 49), S. 14.

[61] Higgs, J., Jones, M.A. (FN 43), S. 7.

Mindestens drei Prämissen lassen den Schluss zu, dass fachübergreifendes klinisches Ergründen in Zukunft einen immer größeren Stellenwert bekommen wird:

1) Burtchen zeigt auf, dass gesellschaftliche Entwicklungen die Struktur des Gesundheitswesens verändern. Neue technische und pharmazeutische Möglichkeiten machen die moderne Medizin immer erfolgreicher, aber auch teurer. Aus Kostengründen wird die mittlere Verweildauer im Krankenhaus immer kürzer, Behandlung und Pflege erfolgen wenn irgend möglich ambulant statt stationär, die integrierte Versorgung wird ausgebaut. Für die Gesundheitsfachberufe wird demzufolge die interprofessionelle und interdisziplinäre Kommunikation wichtiger werden.

2) Geringe Geburtenraten, zunehmender Wohlstand und medizinischer Fortschritt bewirken den demografischen Wandel, der einhergeht mit steigender Lebenserwartung, höherem Altersdurchschnitt der Bevölkerung und wachsendem Risiko [altersbedingter] chronischer Erkrankungen und der Pflegebedürftigkeit.[62] Statt einmaliger endgültiger Heilung wird langwierige rehabilitative oder palliative Begleitung einen größeren Stellenwert in der Medizin bekommen.[63] Die besten Ergebnisse bei der Behandlung multimorbider Patienten und der Begleitung chronischer Erkrankungen werden nachweislich durch multiprofessionelle Zusammenarbeit erzielt.[64,65] Dem werden auch die Gesundheitsfachberufe immer stärker Rechnung tragen müssen.

3) Das duale Verhältnis zwischen Behandelnden und Behandeltem unterliegt einem Wandel. Der stärker als früher an den Behandlungskosten beteiligte, informierte, offensive, juristisch bestärkte (z.B. neues Patientenrechtegesetz) Patient tritt seinem Behandler auf Augenhöhe gegenüber. Viele präventive

---

[62] Vgl. Burtchen, I. (FN 22), S. 8-9.

[63] Vgl. Helmchen, H. Das Arzt-Patienten-Verhältnis zwischen Individualisierung und Standardisierung. In: Berlin-Brandenburgische Akademie der Wissenschaften (Hrsg.): Berichte und Abhandlungen Band 11. Akademie-Verlag 2006: S. 100-101.

[64] Vgl. Steiner, W. et al (FN 57), S. 1099.

[65] Fish, D., Higgs, J. The context for clinical decision making in the 21st century. In: Higgs, J., Jones, M. (Ed.) Clinical reasoning in the health professions. 3rd ed., Oxford: Elsevier Ltd.; 2008: S. 28.

Maßnahmen und Selbstzahlerleistungen (z.b. IGeL[66]) werden als Dienstleistung beansprucht und verstanden. Ausdruck dessen sind u.a. veränderte Begrifflichkeiten: "Patient" wird in vielen Bereichen zu "Kunde", "Klient" oder "Gast".[67] Der Behandelnde wiederum nimmt im Sinne einer modernen patientenzentrierten Sichtweise den zu Behandelnden als *"autonomes Geschöpf und ... gleichberechtigt[en] Interaktionspartner"* wahr und will *"den Gesamtzusammenhang der Variablen in den Blick nehmen, die eine Person ausmachen..."* [68] Ein Resultat dieser ganzheitlichen Betrachtungsweise ist das Konzept des *individuellen Krankheitsscripts*, welches das soziale und gesellschaftliche Umfeld des zu Behandelnden mit einbezieht. Der Wandel in der Interaktion also fordert ein zunehmend fachübergreifendes Herangehen und die Einbeziehung von Erkenntnissen aus anderen Wissenschaftszweigen.

Insbesondere Punkt 2) dürfte für die Gesundheitsfachberufe am deutlichsten spürbar werden. Helmchen weist darauf hin, dass die moderne Medizin immer mehr Krankheiten behandeln, aber nicht immer gänzlich kurieren kann. Unvollständige Heilungen, zurückbleibende Einschränkungen, chronische Verläufe und progrediente Erkrankungen (z.B. Demenz) werden mehr und mehr den beruflichen Alltag prägen.[69] Burtchen erläutert, dass sowohl die Behandelten als auch die Behandelnden von diesen Veränderungen betroffen sind.

Die Behandelten müssen lernen, ihre gesundheitlichen Einschränkungen zu akzeptieren, mit ihnen den Alltag zu bewältigen, möglichen akuten oder chronischen Verschlechterungen entgegenzusehen und auf eine langfristige medizinische Begleitung angewiesen zu sein. Ihr Leben wird belastet durch medizinische, psychische, soziale, aber möglicherweise auch ökonomische, ethische, pädagogische oder juristische Herausforderungen.

---

[66] IGeL = Individuelle Gesundheitsleistungen; *"... alle Leistungen ... , die nicht zum festgeschriebenen Leistungskatalog der gesetzlichen Krankenkassen gehören...", "... medizinische Maßnahmen zur Vorsorge, Früherkennung und Therapie von Krankheiten, die nicht zeigen können oder nicht gezeigt haben, dass sie, wie es das Gesetz fordert, ausreichend, zweckmäßig und wirtschaftlich sind und das Maß des Notwendigen nicht überschreiten..."*. http://www.igel-monitor.de/, 24.02.2013.

[67] Vgl. Helmchen, H. (FN 63), S. 101.

[68] Burtchen, I. (FN 49), S. 10.

[69] Vgl. Helmchen, H. (FN 63), S. 101.

Für die Behandelnden liegt der Auftrag darin, die langfristige medizinische Begleitung optimal für den zu Behandelnden zu gestalten. Dazu gehört im Sinne einer ganzheitlichen Betrachtungsweise, den zu Behandelnden nicht auf eine oder mehrere medizinische Diagnose(n) zu reduzieren, sondern ihn mit all seinen spezifischen Problemen und Bedürfnissen zu akzeptieren, weder zu belehren noch zu bevormunden, seine Einbettung in ein eigenes Umfeld zu beachten und die Grenze zu seiner Autonomie stets zu respektieren. Die Behandelnden sollen den individuellen Krankheitsverlauf bei der Behandlungsplanung berücksichtigen, fällige Entscheidungen im Sinne und zum Wohle des zu Behandelnden treffen und dazu alle denkbaren Faktoren prüfen und abwägen. Zu diesem Zweck wird erwartet, dass Behandelnde sich mit zunehmender Berufserfahrung vertieftes Wissen aus anderen Wissenschaftsdisziplinen aneignen, um dies in den persönlichen Reasoning-Prozess, in den interdisziplinären Austausch und in die eigene Schwerpunktsetzung einfließen zu lassen. [70]

Das MCR ist in diesem anspruchsvollen Spannungsfeld ein Hilfsmittel, um dem Wohl des Patienten zu dienen. Im multidisziplinären Team sind alle Fachrichtungen vertreten, die an der Behandlung beteiligt sind. Teammitglieder können direkt (vor Ort) oder indirekt (z.B. per Arztbrief) involviert sein.[71] Jede beteiligte Fachrichtung bringt ihren Befund, ihre Erfahrungen, ihr Wissen aus benachbarten Wissenschaften und ihre aktuellen Schwerpunkte in Bezug auf den zu Behandelnden in die Entscheidungsfindung ein. Burtchen betont, dass dabei durchaus Diskrepanzen auftreten können. Im Ergebnis werden Entscheidungen getroffen, die die aktuellsten Erkenntnisse der beteiligten Wissenschaften berücksichtigen und durch entsprechende Schwerpunktsetzung dem Einzelfall gerecht werden. Die Gewichtung der unterschiedlichen Standpunkte verlangt Erfahrung.[72]

Im Idealfall führt die breite Einbeziehung von Sachverstand mittels MCR zu einer in jeder Phase optimalen Behandlung und Begleitung. Die Gefahr bei der multidisziplinären und interprofessionellen Zusammenarbeit besteht in man-

---

[70] Vgl. Burtchen, I. (FN 49), S. 8 und 17.

[71] Vgl. Higgs, J., Jones, M. (FN 13) S. 13.

[72] Vgl. Burtchen, I. (FN 49), S. 14 und 17.

gelnder oder unpräziser Kommunikation. Steiner bemerkt, dass unterschiedliche Schwerpunktsetzungen bei den einzelnen Fachgebieten zu differierenden Ansichten darüber führen, was das Beste für den Patienten ist. Ohne fachübergreifende Kommunikation kommt es zu unangemessenen oder widersprüchlichen Behandlungsstrategien, die den zu Behandelnden verunsichern und seine Therapieadhärenz vermindern.[73]

Erfolgreiches fachübergreifendes klinisches Ergründen auf der Basis multidisziplinärer und interprofessioneller Zusammenarbeit setzt daher immer eine funktionierende und klare Kommunikation voraus. Die *International Classification of Functioning, Disability and Health (ICF)* bietet eine gemeinsame Kommunikationsbasis, eine einheitliche interdisziplinäre Sprache. *"Die ICF gehört zu der von der Weltgesundheitsorganisation (WHO) entwickelten „Familie" von Klassifikationen für die Anwendung auf verschiedene Aspekte der Gesundheit. Die WHO-Familie der Internationalen Klassifikationen stellt einen Rahmen zur Kodierung eines breiten Spektrums von Informationen zur Gesundheit zur Verfügung (z.B. Diagnosen, Funktionsfähigkeit und Behinderung, Gründe für die Inanspruchnahme der Gesundheitsversorgung) und verwendet eine standardisierte allgemeine Sprache, welche die weltweite Kommunikation über Gesundheit und gesundheitliche Versorgung in verschiedenen Disziplinen und Wissenschaften ermöglicht."* [74]

3.3 Auswirkungen auf die Gesundheitsfachberufe, Ausblick

Multigrade Clinical Reasoning ist ein anspruchsvolles Werkzeug. Zusätzlich zu beruflicher Erfahrung verlangt es von allen beteiligten Gesundheitsfachberufen einen ganzen Kanon an Fähigkeiten und Fertigkeiten. Soll MCR im beruflichen Alltag praktiziert werden, muss ihm die dazu nötige Zeit und der nötige Raum gegeben werden. Im hierarchischen deutschen Gesundheitssystem brauchen entsprechende Strukturveränderungen noch Zeit. Auf den Widerspruch zwischen gesetzlich eingegrenztem abhängigem Handlungsspielraum einerseits

---

[73] Vgl. Steiner, W. et al (FN 57), S. 1099.

[74] WHO. Internationale Klassifikation der Funktionsfähigkeit, Behinderung und Gesundheit (ICF). Deutsches Institut für Medizinische Dokumentation und Information (Hrsg.), Stand: Oktober 2005, S. 9.

und den steigenden Erwartungen und Anforderungen an die Medizinalfachberufe anderseits verweist Burtchen. Sie empfiehlt als individuellen Ausweg für jede Fachkraft die ständige Selbstreflexion des beruflichen Handelns und das Streben nach Professionalisierung durch die stärkere Anwendung wissenschaftlicher Methoden innerhalb des eigenen Fachbereichs.[75]

Die Medizinalfachberufe sind demnach zum Wandel herausgefordert, die oben skizzierten Entwicklungen verändern die Gesellschaft und das Gesundheitswesen. Das Rollenverständnis und die Balance zwischen ärztlichen und nichtärztlichen Berufen steht am Beginn einer Neujustierung. Viele nichtärztliche Berufe sind schon auf dem Weg zu einer eigenen Profession und dabei, ihr Selbstverständnis neu zu definieren.[76],[77],[78] Dazu gehört es auch, Berufsbilder zu akademisieren, Ausbildungsinhalte zu überarbeiten und aktuelle Erkenntnisse einzufügen sowie neue Kompetenzen herauszubilden. Vorbilder und Modelle dazu existieren bereits in anderen Ländern.

Higgs und Hunt, die sich mit der Ausbildung von Medizinalfachberufen beschäftigten, stellen vor dem Hintergrund der oben beschriebenen Veränderungen im Gesundheitssektor das Modell des *"Interactional Professional"* vor. Auch hier liegt der Schwerpunkt auf dem Umfeld des zu Behandelnden (*"human ecosystem"*). Die Einbeziehung des *human ecosystem* verlange schon von Berufseinsteigern in den Gesundheitsfachberufen zusätzlich zu reinem Fachwissen erweiterte Kompetenzen der Interaktion und Kommunikation, wie z.B. Vorurteilsfreiheit, Verantwortungsbewusstsein, Verlässlichkeit, Gespür für Situationen, Flexibilität, kommunikatives Geschick, Kreativität, Problemlösungsstrategien, die Fähigkeit zur Reflexion und Evaluation sowie zum lebenslangen

---

[75] Vgl. Burtchen, I. et al. (FN 16), S. 20, 24-25.

[76] Http://www.pflegekammer-jetzt.de/ 16.02.2013.

[77] Vgl. Schaemann, A. (FN 20) S. 17-18.
Http://edoc.hu-berlin.de/dissertationen/schaemann-astrid-2005-07-06/PDF/Schaemann.pdf
16.02.2013.

[78] Http://www.dvta.de/media/aktuelle_meldungen/pdf/RZ_ARGE_Flyer.pdf 16.02.2013.

selbstgesteuerten Lernen - Befähigungen, deren Lehre in zukünftigen [akademischen oder nicht-akademischen] Ausbildungsmodellen enthalten sein muss.[79]

Bezogen auf das Thema dieser Arbeit wäre es demnach in Zukunft mehr denn je für eine Medizinalfachkraft wichtiger zu verstehen und zu durchdringen, wie Clinical Reasoning funktioniert, als spezielle Schritte auswendig zu lernen. Das Verinnerlichen der für das klinische Ergründen notwendigen Art zu denken hätte größeren Wert als das freie Aufzählen unterschiedlicher CR-Formen. Die Herausbildung kognitiver und metakognitiver Fähigkeiten müsste gegenüber der Vermittlung reinen Fachwissens größeres Gewicht erhalten.

Clinical Reasoning als fundamentale medizinalfachberufliche Methode bewusst zu betreiben muss Anspruch und Herausforderung für die Zukunft aller Gesundheitsfachberufe in Deutschland sein. Dazu soll diese Arbeit in kleinem Rahmen beitragen, sowohl für die Person des Autors selbst als auch für seine Kommilitonen (als spätere Multiplikatoren) durch das Referat als Teil der Modulprüfung im Fach Clinical Reasoning II. Multigrade CR als Ausdruck einer modernen ganzheitlichen Medizin in einem veränderten Gesundheitssystem wird für viele Medizinalfachkräfte ein selbstverständliches Werkzeug werden. Davon können sowohl die zu Behandelnden als auch die Behandelnden selbst nur profitieren.

---

[79] Vgl. Higgs, J., Hunt, A. Rethinking the beginning practitioner: introducing the "Interactional Professional". In Higgs, J., Edwards, H. (Ed.) Educating beginning practitioners: Challenges for health professional education. Oxford, Butterworth-Heinemann, 1999, S. 14-16.

4 Zusammenfassung

In der vorliegenden Ausarbeitung werden zuerst die theoretischen Grundlagen des Clinical Reasoning komprimiert dargestellt, um eine Einordnung der in den Präsenzveranstaltungen und Studienheften behandelten Einzelthemen und Ausschnitte in das "Gesamtbild CR" zu ermöglichen und ein umfassendes Gesamtverständnis für das Thema zu vermitteln. Im zweiten Teil wird das Multigrade Clinical Reasoning erläutert, ein spezielles CR-Konzept, welches für die Medizinalfachberufe im deutschen Gesundheitssystem an Bedeutung gewinnen wird. Auf die Ursachen dafür wird näher eingegangen.

Um die Wiedererkennung und Einordnung zu erleichtern, werden die in den Präsenzveranstaltungen und Studienheften verwendeten Begrifflichkeiten beibehalten.

Die vergleichsweise ausführliche Darstellung der künftigen Auswirkungen des Multigrade Clinical Reasoning auf die Gesundheitsfachberufe dient dem Zweck, das berufspolitische Potential dieses Konzepts herauszustellen und das Interesse am Thema entweder spätestens an dieser Stelle zu wecken oder wach zu halten.

Auf Praxisbeispiele wurde aufgrund des begrenzten Umfangs der Arbeit durchgehend verzichtet.

5 Literaturverzeichnis

5.1 Internetquellen

- Aiken, L.H. et al (2003) Educational levels of hospital nurses and surgical patient mortality. JAMA. 290 (12), 1617–1620
  http://jama.jamanetwork.com
- Beushausen, U. Therapeutische Entscheidungsfindung in der Sprachtherapie: Grundlagen und 14 Fallbeispiele. Urban & Fischer 2009
  http://books.google.de/books?id=_eqgbFikH00C
- Beushausen, U., Walther, W. Clinical Reasoning in der Logopädie. Forum Logopädie Heft 4 (24), Juli 2010
  http://www.dbl-ev.de/fileadmin/media/fl_archiv/2010/4/fl2010_4_beushausen.pdf
- Deutsches Institut für Medizinische Dokumentation und Information (Hrsg.): WHO. Internationale Klassifikation der Funktionsfähigkeit, Behinderung und Gesundheit (ICF)., Stand: Oktober 2005
  http://www.dimdi.de/dynamic/de/klassi/downloadcenter/icf/endfassung/icf_endfassung-2005-10-01.pdf
- Edwards, I. et al. Clinical Reasoning Strategies in Physical Therapy. Physical Therapy (84) 2004
  http://ptjournal.apta.org/content/84/4/312.full.pdf
- Feiler, M. (Hrsg.) Klinisches Reasoning in der Ergotherapie. Springer-Verlag 2002
  http://books.google.de/books?id=L9BoOfhtW2QC
- Fricke, A. Giesecke S. Westerfellhaus im Interview: 'Ärzte und Pflege nicht ausspielen'. Ärzte Zeitung, Neu-Isenburg, 25.01.2013
  http://www.aerztezeitung.de/politik_gesellschaft/gp_specials/pflegereform/?sid=830250
- Handgraaf, M. et al. Entwicklung eines Schulungskonzeptes zum "Clinical Reasoning" in den therapeutischen Berufen. Nr. 13. Fachhochschule Bielefeld 2005
  http://www.fh-bielefeld.de/multimedia/-p-12114.pdf?rewrite_engine=id.
- Helmchen, H. Das Arzt-Patienten-Verhältnis zwischen Individualisierung und Standardisierung. In: Berlin-Brandenburgische Akademie der Wissenschaften (Hrsg.): Berichte und Abhandlungen Band 11. Akademie-Verlag
  http://edoc.bbaw.de/volltexte/2009/1172/pdf/II_02_Helmchen.pdf
- Higgs, J., Edwards, H. (eds.) Educating beginning practitioners: Challenges for health professional education. Oxford, Butterworth-Heinemann, 1999
  http://books.google.de/books?id=6NblbUfMgGEC
- Higgs, J., Jones, M. (eds.) Clinical reasoning in the health professions. 3rd ed., Oxford: Elsevier Ltd.; 2008
  http://books.google.de/books?id=yxXXLn1Yco4C
- Higgs, J., Jones, M.A. (eds.) Clinical Reasoning in the Health Professions. 2. Auflage, Oxford: Butterworth Heinemann, 2000
  http://books.google.de/books?id=YfJmzMbX9jIC
- Jones, M.A. Clinical Reasoning in der Manuellen Therapie. Grundlagen und 23 Fallbeispiele von namhaften Therapeuten. Elsevier, Urban & Fischer, 2006
  http://books.google.de/books?id=QXJ8aiSuU_YC
- Jones, M.A., Clinical Reasoning in Manual Therapy. PHYS THER. 1992 (72)
  http://ptjournal.apta.org/content/72/12/875

- Kolb, H., Clinical Reasoning in der Altenpflege. GRIN Verlag 2012
  http://books.google.de/books?id=zq2V8mDCZBYC

- Levett-Jones, T. et al. Clinical Reasoning. Instructor Resources. University of Newcastle, Faculty of Health, School of Nursing and Midwifery 2009
  http://www.newcastle.edu.au/Resources/Projects/Nursing%20and%20Midwifery%20Projects /Clinical%20Reasoning

- Pohl, M. Konzept zur Einbindung des Clinical Reasoning in die Ausbildung von Diätassisten-ten. Bachelor-Thesis Bad Sooden-Allendorf 2011
  http://www.hausarbeiten.de/faecher/vorschau/202658.html

- Schaemann, A. Akademisierung und Professionalisierung der Physiotherapie: "Der studenti-sche Blick auf die Profession". Phil. Diss. Berlin 2005
  http://edoc.hu-berlin.de/dissertationen/schaemann-astrid-2005-07-06/PDF/Schaemann.pdf

- Steiner, W. et al. Use of the ICF Model as a Clinical Problem-Solving Tool in Physical Ther-apy and Rehabilitation Medicine. In: Physical Therapy (82) 2002
  http://www.ptjournalonline.org/content/82/11/1098

5.2 Gedruckte Quellen

- Burtchen, I. Clinical Reasoning I. Studienheft Nr. 47 i. d. F. v. 05.04.2010. DIPLOMA Fach-hochschule Nordhessen Bad Sooden-Allendorf, 2. Auflage

- Burtchen, I. Clinical Reasoning II. Studienheft Nr. 48 i. d. F. v. 05.04.2010. DIPLOMA Fach-hochschule Nordhessen Bad Sooden-Allendorf, 2. Auflage

- Burtchen, I. et al. Clinical Reasoning III. Studienheft Nr. 172 i. d. F. v. 05.04.2010. DIPLOMA Fachhochschule Nordhessen, Bad Sooden-Allendorf, 3. erw. Auflage

- DIPLOMA Hochschule (Hrsg.), Studienangebote mit den Abschlüssen Bachelor und Master, Juli 2011, Bad Sooden-Allendorf, 5. Auflage

- Klemme, B., Siegmann, G., Clinical Reasoning. Therapeutische Denkprozesse lernen. Georg Thieme Verlag Stuttgart 2006

6   Abbildungsverzeichnis